INTELIGENCIA
EMOCIONAL
Holística

INTELIGENCIA EMOCIONAL Holística

ENFÓCATE, TODO ES ENERGÍA

DRA. WANDA BONET-GASCOT

Número de Control de la Biblioteca del Congreso de EE. UU.:   2019903501
ISBN: Tapa Dura   978-1-5065-2847-2
                  Tapa Blanda   978-1-5065-2848-9
                  Libro Electrónico   978-1-5065-2849-6

Información de la imprenta disponible en la última página.

Fecha de revisión: 10/04/2019

Para realizar pedidos de este libro, contacte con:
Palibrio
1663 Liberty Drive, Suite 200
Bloomington, IN 47403
Gratis desde EE. UU. al 877.407.5847
Gratis desde México al 01.800.288.2243
Gratis desde España al 900.866.949
Desde otro país al +1.812.671.9757
Fax: 01.812.355.1576
ventas@palibrio.com
794098

ÍNDICE

Dedicatoria

Dedicado a ti, Lector

*" El corazón del prudente adquiere conocimiento,
y el oído del sabio busca el conocimiento"*
Proverbios 18:15

Agradecimiento

Gracias a Dios por la sabíduria, entendimiento, comunicación, fortaleza, conocimiento, compasión y valentía para manejar mis emociones saludablemente y llevar este mensaje a la humanidad.

Gracias a mis hijos, Carlos Juan & David; y a mi compañero de vida, Carlos Chinea.

Gracias a mis mentores, colegas, estudiantes y clientes.

Gracias a ti, lector, por existir…

POR SIEMPRE y PARA SIEMPRE GRACIAS

"Soy lo que soy, y eso es todo lo que soy" - *Popeye*

Prefacio

Sería maravilloso poder planificar nuestra vida desde el principio y que todas las cosas nos salieran como lo proyectamos. Podríamos llegar a la consecución de nuestras metas sin tropiezos y en pleno control del entorno y, por consiguiente, de ese futuro dorado que todos deseamos, aspiramos y merecemos tener.

Sin embargo, la vida es muy diferente. Podemos decretar metas diversas y trabajar duro por ellas, pero eso no nos garantiza que llegaremos a la meta con el plan original intacto. En ese caminar encontraremos avenidas muy amplias y callejones sin salida; atajos maravillosos que podrían acortar el camino, pero también hacernos llegar sin estar todavía listos. Recordemos que, para disfrutar del dulce sabor de una fruta, no debemos tomarla del árbol a destiempo.

Encontraremos bifurcaciones, unas tan prometedoras como las otras… pero también acantilados sin regreso en los que debemos caminar paso a paso; porque un paso en falso puede ser la diferencia entre seguir en el camino o caer por el barranco. Y es en esos momentos en los que vamos haciendo cambios a nuestro plan de navegación para reajustar la ruta y llegar a puerto seguro.

Tendemos a pensar que es en ese "Puerto" al que aspiramos llegar, donde se encuentra la meta final; porque venimos con un dispositivo emocional que nos dice que todos nuestros caminos deben dirigirse a esa tan cotizada e idealizada felicidad que nos otorga la autorrealización. Y no es falso del todo; pero quizás haya un punto que deberíamos reajustar.

La felicidad no se encuentra en ningún lugar específico... por varias razones. Porque es relativa a nuestras convicciones, deseos y metas. Porque olvidamos que en la ecuación hay variables que no controlamos y en los que el resultado puede verse alterado. Porque es producto de nuestras acciones y no siempre atinamos en la primera; a veces tampoco en la segunda o en la tercera; de hecho, hay veces en las que simplemente no atinamos. Desde esa perspectiva podría inferirse que solo algunos llegarán a ese "Puerto Seguro". Pensamiento un tanto pesimista si tomamos en cuenta que ser felices es un derecho de todos.

¿No sería mejor hacer ajustes en nuestro dispositivo original? ¿No sería mejor pensar que debemos ser felices en el camino, en lugar de caminar para encontrar la felicidad? ¿No sería mejor internalizar que la felicidad es un estado del alma y no una meta en una olimpiada sin sentido? Porque la vida no es una competencia... la vida es un tesoro.

Este libro no es un manifiesto para enseñarte a vivir tu vida. Son mas bien herramientas para que puedas caminar hacia el futuro en plena conciencia de tus emociones y en control de tus pasos, de tu ritmo personal y de ese Puerto Seguro que es tu Paz...

Edwin Ocasio
Galardonado Empresario del Año 2017
Sociedad de Inteligencia Emocional
Orlando, Florida

Prólogo

Recuerdo dos cosas sobre la primera vez que conocí a la Dra. Wanda. Primero, su sonrisa energética y acogedora y, segundo, su invitación a asistir a sus reuniones nocturnas mensuales. Poco sabía que, con mi asistencia, ella cambiaría mi vida. Tomé todas las clases de adiestramiento que ofrece en su instituto, *DRW Life Skills Institute & Coaching School*; pero lo más valioso para mí es la increíble amistad que compartimos.

Cuando la Dra. Wanda dice: "Todo se trata de energía", no solo lo dice en serio, sino que también lo personifica. Ella vive la energía. Ella exuda energía, pero lo más importante es que energiza su entorno y la gente en él. Ella es fácilmente la persona más fascinante que conozco, y por el simple hecho de leer este libro, usted también conocerá a esta increíble mujer.

En este libro muy especial, fácil de leer, breve y al punto, la Dra. Wanda brinda al lector las claves para disfrutar al máximo de la energía. En solo unas pocas más de 100 páginas, la Dra. Wanda le muestra como sentir su energía, cómo aumentarla, como protegerla, como disfrutarla, y lo mejor de todo, cómo usarla para beneficiarse no solo a usted, sino a todas las personas con las que interactúa.

Sobre una base sólida del concepto de Inteligencia Emocional, la Dra. Wanda le llevará a un viaje único y energizante hacia la excelencia personal y profesional.

Descubrir tu energía comienza con la autoconciencia. Por difícil que sea creerlo, muy pocas personas realmente se toman el tiempo para familiarizarse con su esencia. En el primer capítulo, *Conciencia Energética*, la Dra. Wanda te ayuda a formular y responder varias preguntas críticas que conducen a un descubrimiento único de quién eres realmente y dónde se esconden tus tesoros de energía. Cuando termina el capítulo, tendrás conciencia clara de su esencia energética. ¿Te estás emocionando? ¡Bueno, deberías estarlo!

Con las bases de la autoconciencia firmemente construidos, la doctora Wanda continúa, en el siguiente capítulo, hacia el automanejo o, como dice, *Vitalidad Energética*. Aquí te muestra cómo aumentar la energía que has descubierto integrando nuevos hábitos a tu estilo de vida. La energía es infinita, por tanto, tienes toda la vida para aumentarla y disfrutarla.

Ahora que sabes cómo aumentar tu energía, estás listo para sumergirte en la *Armonía Energética*. Podrás identificar las formas en que los hábitos formados, las creencias alimentadas y las dudas sobre ti mismo han bloqueado tu energía y, en consecuencia, han limitado tu avance en la vida. Este capítulo exige honestidad. Este capítulo requiere identificar lo que necesitas hacer menos, pero también más. Este capítulo te muestra cómo reconocer y superar los muros de la realidad negativa imaginada que has construido a su alrededor. Este capítulo te prepara para las lecciones del próximo capítulo sobre cómo llevarse mejor con las personas. La mayoría de nosotros navegamos por la vida con poca o ninguna conciencia de lo que está sucediendo en las vidas de quienes nos rodean. A menudo estamos tan absortos en nosotros mismos que ignoramos los signos de tristeza y, a menudo, pasamos por alto las señales de felicidad que de otra manera estaríamos invitados a compartir. La Dra. Wanda pone sus décadas de estudio en el campo de la Inteligencia Emocional a trabajar para usted. La hoja de ruta para mejores relaciones está abierta para usted; en el siguiente capítulo, ella te muestra cómo construir el tipo de relaciones que te energizan y las personas con las que interactúas.

Nuestra capacidad para tener éxito en la vida está ligada principalmente a qué tan bien nos llevamos con la gente. Este capítulo, titulado *Alineamiento Energético*, le enseña a aplicar lo que has aprendido hasta ahora. En él, la Dra. Wanda te invita a valorar tus relaciones en función del nivel de energía que comparte, pero también recibe. Ella te muestra cómo alinearte con personas cuya energía complementa la tuya. En términos claros, ella le dirá dos cosas esenciales sobre las relaciones mutuamente satisfactorias. Primero, sea una fuente de energía para todos los que dedique tiempo y, segundo, evite pasar mucho tiempo con las personas que le quitan energía. Ella te muestra cómo la alineación de la energía conduce a grandes logros.

Por último, en el capítulo titulado, *Comunión Energética*, la Dra. Wanda comparte opciones para elevar tu frecuencia energética y fortalecer tu magnetismo natural.

Te pregunté antes si estás emocionado todavía. Te dije que deberías estarlo. Me hago eco de eso para cerrar. Hay mucho por lo que entusiasmarse ocultado en las páginas de este pequeño libro. Pero a pesar de que las pepitas de la sabiduría están ocultas, son increíblemente fáciles de encontrar. Lee el libro, descubre tu energía y aprende a aumentarla, protegerla y disfrutarla. Estarás contento de haberlo hecho.

Aprender de la Dra. Wanda ha mejorado mi vida y mis relaciones. Deja que ella haga eso por ti. ¡¡¡¡Una vez más, lea este libro!!!!

*-**Coach Dale Lind***
Galardonado con el Premio Embajador de Inteligencia Emocional 2015
Sociedad de Inteligencia Emocional,
Orlando, Florida

Introducción

¿Qué tu quieres? ¿Cuál es tu meta?

¿Mejorar tu Salud?; ¿Aumentar tu Productividad?; ¿Disfrutar de Relaciones Interpersonales Mutuamente Satisfactorias?

Enfócate... ¡Todo es Energía!

Veinte años atrás, tuve la oportunidad de conocer el concepto de Inteligencia Emocional (EQ) mientras trabajaba como químico en la industria farmacéutica en Puerto Rico. Los cuatro fundamentos de EQ (autoconocimiento, automanejo, consciencia social y relaciones interpersonales) me impactaron y decidí estudiarlos e integrarlos a mi vida personal y profesional.

En 2004, tuve el privilegio de conscientemente sentir la energía por primera vez. Fue una experiencia reveladora y mi mentalidad científica me motivó a investigar más y más sobre el tema. Mi investigación sobre energía me llevó a estudiar Medicina China, Medicina Energética y modalidades energéticas.

En 2011, completé un grado doctoral en Nutrición Holística y Medicina de Energía. Luego de varios años de estudio y práctica finalmente todo me hizo sentido. Me acordé de Albert Einstein, Premio Nobel de física en 1921, y su radical fórmula E=mc2. Para Einstein, la energía y la materia eran lo mismo sólo que en distinta forma de manifestación. *"Todo es energía"* decía y definitivamente tenía razón. *Las emociones son energía y energía en movimiento, si se manejan saludablemente la energía fluye, si no, la energía se estanca causando enfermedades. Si manejamos las emociones saludablemente disfrutaremos de mejor salud, más productividad y de relaciones interpersonales mutuamente satisfactorias.*

En 2012, concebí el concepto de *Inteligencia Emocional Holística* y publiqué mi primer libro: *¿Por qué no soy feliz?*, como un preámbulo al concepto que se presenta en este libro.

Los resultados obtenidos al practicar *Inteligencia Emocional Holística* a nível personal y profesional me motivaron a fundar el instituto: *DRW Life Skills Institute & Coaching School*. En 2013, fue establecido oficialmente el instituto, con el propósito de compartir el Método de Coaching Inteligencia Emocional Holística© de una forma estructurada y uniforme.

Finalmente, en 2019, el libro: _Inteligencia Emocional Holística: Enfócate... ¡Todo es energía!_ es publicado. Este libro es el resultado de 15 años de investigación y su objetivo es facilitar el desarrollo de consciencia, vitalidad, armonía, alineamiento y comunión energética. Encontrarás técnicas para desarrollar maestría emocional, formas efectivas para aumentar tu energía y procesos prácticos para desbloquear tu energía, por tanto, disfrutar armonía, alineamiento y vivir **Mobius**.

Inteligencia Emocional Holística es la habilidad de utilizar la información emocional de una manera efectiva y consciente para identificar áreas de mejora y aumentar el flujo de energía y por consiguiente disfrutar de una mejor salud, aumento de productividad y relaciones interpersonales mutuamente satisfactorias.

Fundamentos de Inteligencia Emocional Holística

Consciencia Energética Descubrir y Sentir tu Energía	**Vitalidad Energética** Aumentar y Recargar tu Energía
Armonía Energética Desbloquear y Proteger tu Energía	**Alineamiento Energético** Expandir y Disfrutar tu Energía
Comunión Energética Elevar tu Energía y Vivir *Mobius*	

El modelo de *Inteligencia Emocional Holística* reconoce que las emociones son energía en movimiento y que las emociones mal manejadas causan estancamiento y desgaste energético impactando negativamente el desempeño del sistema immunólogico y como consecuencia nuestra salud, productividad y nuestras relaciones interpersonales.

Recuerda, *¿Qué tú quieres?, ¿Cuál es tu meta? Enfócate...Todo es energía*

"It's all about energy" – Dr.W

Capítulo I

Consciencia Energética

Descubrir y Sentir la Energía

Objetivo:

El objetivo de este capítulo es facilitar *Consciencia Energética* ofreciendo herramientas para descubrir y sentir tu propia energía.

Como Descubrir y Sentir tu Energía

Energía es un concepto que se utiliza en el sentido corriente para designar el vigor o la actividad de una persona, objeto u organización.

A su vez, energía es la fuerza vital esencial que anima todas las formas de vida del universo.

Ya sea que el concepto *Energía* sea nuevo para tí, o estes relacionado con el concepto, es importante definir energía en términos de *Inteligencia Emocional Holística*. **Energía es el combustible para mejorar la salud, aumentar la productividad y disfrutar de relaciones interpersonales mutuamente satisfactorias.**

El primer paso para comenzar el caminar en el mundo energético es descubrir tu energía. A continuación, una de las técnicas que aprendí en mi curso de "*Qigong*" para sentir la energía.

"Qigong es una terapia medicinal de origen chino basada en la respiración, como fuente de energía"

Pasos para sentir la energía:

1. Ponte de pie con los pies separados a la distancia de los hombros.

2. Frota las manos rápidamente por alrededor de un minuto.

3. Respira profundamente.

4. Eleva las manos por delante de ti, con las palmas mirando hacia dentro, hasta que estén separadas a una distancia de unos 30cm. Al inspirar, junta más las manos, pero sin que se toquen, y al espirar vuelve a alejarlas.

5. Cuando la energía comienza a acumularse en las manos, empezarás a sentir una sensación de calor y cosquilleo.

6. Siente la fuerza magnética o calor entre las manos hasta que sientas una "bola" de energía acumulada entre tus manos, luego juega con la energía hasta que logres desarrollar una relación con ella.

Felicidades, acabas de descubrir y sentir tu energía. Quizás te parezca extraordinario poder sentir la energía entre tus manos, imagina poder sentir o estar consciente de la energía alrededor de tu cuerpo. En términos básicos, a la energía alrededor de tu cuerpo le conocemos como el aura o campo electromagnético. Es una energía luminosa que rodea en forma de óvalo a todos los seres vivos y que es imperceptible a plena vista y se extiende entre uno y tres pies de distancia del cuerpo físico en todas las direcciones. Es fascinante sentirlo.

Otra opción para sentir energía es experimentar modalidades energéticas. En mi práctica privada, se ofrecen *masajes energéticos y experiencias con cuencos tibetanos*, ambos son poderosas oportunidades para sentir la energía, te los recomiendo.

Una manera más consciente para descubrir tu energía es imaginar que eres la batería de tu celular y responde las siguientes preguntas:

1. ¿Cuál es tu nivel de energía? De cero (0) a cien (100). ¿Cuál es tu porcentaje energético en este momento? 25%? 50%? 60%?, 75%? o 100%?

2. Cuando fue la última vez que te sentiste al 100%? Dondes te encontrabas? ¿Con quién estabas? ¿Qué estabas haciendo?

Ahora, cierra tus ojos y siente como la energía recorre tu cuerpo. Siente como vibra cada célula de tu cuerpo. Ahora, date la oportunidad de sentir. Establece ese momento como tu línea base.

Luego de haber descubierto y sentido tu energía, ¿te interesaría aumentarla? Si la respuesta es sí, te invito a continuar el aprendizaje y explorar opciones para desarrollar **Vitalidad Energética**.

Ejercicio:

1. De 0% a 100%, ¿dónde te encuentras energéticamente en este momento?

2. ¿Qué significa tu respuesta? Define

3. De 0% a 100%, ¿a qué nivel energético quieres llegar?

4. ¿Qué significa tu respuesta? Define

5. De 0 a 10, donde 10 es totalmente comprometido y 0 significa no estar comprometido; ¿Cuán comprometido estas en aumentar tus niveles energéticos?

Capítulo II

Vitalidad Energética

Aumentar y Recargar la Energía

Objetivo:

El objetivo de este capítulo es facilitar *Vitalidad Energética* ofreciendo opciones para aumentar y recargar tu energía.

Como Aumentar y Recargar tu Energía

El aumentar tu energía debe ser un proceso intencional y diario. A continuación, quince (15) opciones efectivas para aumentar y recargar tu energía.

1. Respiración Larga y Profunda
2. Hidratación Efectiva
3. Dieta Consciente
4. Actividad Física
5. Descanso Intencional
6. Meditación u Oración
7. Actividad Sexual Saludable
8. Pasatiempos
9. Amor
10. Leer
11. Escuchar
12. Asociarte
13. Generar Ingresos Pasivos
14. Vivir tu Propósito de Vida
15. Vivir un Estilo de Vida Holístico

Opciones Efectivas para Aumentar y Recargar tu Energía

1. Respiración larga y profunda

¿Sabías que la forma más costo eficiente de nuestro cuerpo producir energía es respirando?

La respiración es la fuente principal de oxígeno para nuestro óptimo desempeño. Por tanto, mientras más larga y profunda sea nuestra respiración mas oxígeno estamos proveyendo a nuestras células para la producción de energía.

El aire se compone de diversos gases, donde solo 21% es oxígeno. La cantidad de energía que produce nuestro cuerpo es proporcional a la cantidad de oxígeno que recibimos.

Para aumentar tus niveles de energía respira conscientemente; largo y profundo en lugares de baja contaminación ambiental.

2. Hidratación Efectiva

¿Sabías que beber agua ionizada es la forma más efectiva para aumentar tu energía?

El agua es el principal componente de nuestro cuerpo y representa cerca del 70% del peso corporal. El agua esta compuesta de dos moléculas de hidrógeno y una molécula de oxígeno. El oxígeno es el ingrediente principal en la producción de energía.

Cada célula y cada sistema de tu organismo depende del agua: ya sea para transportar nutrientes, eliminar toxinas o para mantener hidratados ciertos órganos y tejidos.

Aunque existen muchas recomendaciones sobre la cantidad de agua que debemos beber, no hay una cantidad establecida para todas las personas. Recuerda somos únicos, y nuestra ingesta de agua es única. Aprende a escuchar tu cuerpo, si tienes sed, el mensaje es que tu cuerpo se está deshidratando, es decir, que está necesitando agua para poder cumplir con todas las funciones vitales.

En cambio, cuando hablamos de calidad de agua, existen tres (3) propiedades que determinan la eficiencia del agua en tu cuerpo. No todas las aguas son iguales en términos de efectividad para la producción de energía. Basado en mi experiencia personal y profesional, el agua más efectiva para la producción de energía es *alcalina, ionizada y alta en antioxidantes.* Mi opción es Agua Kangen. (www.drwinstitute.org)

Alcalina:

La acidez o alcalinidad se mide por medio de una escala universal graduada de 0 a 14 siendo 7 el punto de neutralidad. Tomar agua alcalina diariamente, ayuda a mantener nuestro cuerpo saludable. En condición alcalina el cuerpo funciona mejor, el sistema inmunológico funciona mejor, por tanto, estamos más saludables. Por otro lado, la acidez da origen a enfermedades. Se ha demostrado que enfermedades, incluyendo cáncer, se desarrollan en ambientes ácidos.

Ionizada

El agua es una molecular polar, por tanto, se aglomera en grupos de 10 a 13 moléculas afectando el proceso de absorción de nuestro cuerpo. Las membranas permiten la entrada de moleculas según su tamaño. El agua ionizada tiene tamaños de grupos de moléculas más pequeños facilitando el proceso absorción, por tanto, la hidratación de nuestro cuerpo y la producción de energía.

Alta en antioxidantes

Los antioxidantes protegen el cuerpo de la acción de los radicales libres, que son moléculas especialmente reactivas capaces de dañar el cuerpo mediante un proceso llamado oxidación. El modo más efectivo de combatir el efecto negativo de los radicales libres consiste en beber agua con un alto poder antioxidante.

Para aumentar tus niveles de energía debes hidratarte conscientemente; bebe agua ionizada, alcalina y alta en antioxidantes.

3. *Dieta Consciente*:

¿Sabías que nuestro cuerpo utiliza energía para digerir todo lo que consumimos?

La alimentación es sumamente importante para nuestros niveles de energía. Para poder comer con consciencia energética debemos conocer las propiedades de lo que ingerimos. Según la forma que nos alimentemos, así serán nuestros niveles niveles energéticos.

Principios para una dieta consciente:

Las personas conscientes energéticamente:

i) Se alimentan de forma ligera incluyendo alimentos puros, que incluyen toda clase de frutas, cereales, legumbres, verduras y lácteos. No consumen alimentos artificiales que contengan colorantes o conservantes. El cuerpo utiliza demasiada energía para limpiarse y detoxificarse.

ii) Evitan los alimentos refinados como la harina, el arroz y el azúcar blanca; en su lugar consumen integrales. El cuerpo gasta energía al digerir esos alimentos y no recibe ningún valor nutricional a cambio.

iii) Comen alimentos que estan en su estación y lugar de cosecha para recibir más valor nutricional del alimento.

iv) Mastican minuciosamente los alimentos para que puedan ser digeridos con facilidad. Mientras mas pequeños los trozos de alimentos mas fácil de digerir y absorber, por tanto, menos energía se utilizará al digerir.

v) Comen solo cuando tienen hambre, para no saturar el organismo con alimentos que no pueden asimilar. Cada vez que ingieres un alimento el cuerpo invierte energía en el proceso de digerir, menos ingesta de alimentos más eficiente somos con nuestra energía.

vi) No comen antes de ir a dormir. Mientras más livianos vamos a dormir, más energía tiene el cuerpo para su restauración y sanación interna.

vii) Comen en una atmósfera serena y agradable. Comer en un ambiente saludable y calmado ofrece buena vibra a nuestro cuerpo y nos ahorra la energía de tener que protegernos del bombardeo constante de frequencias negativas.

viii) Hacen ayuno un día a la semana, esto elimina las toxinas y despeja la mente. De esa forma, se ahorra energía.

ix) Comen meditativamente y dedican toda tu atención y energía al acto placentero de comer.

Ayuno

El ayuno es la abstinencia voluntaria o la reducción de algunos o todos los alimentos, bebidas o ambos, por un período de tiempo definido. Un ayuno absoluto o en seco se define normalmente como la abstinencia de todos los alimentos y líquidos durante un período definido. El ayuno de agua se refiere a la abstinencia de todos los alimentos y bebidas, excepto el agua, pero se puede consumir café y té. Otros ayunos pueden ser parcialmente restrictivos, limitar solo ciertos alimentos o sustancias, o ser intermitentes.

Para aumentar tus niveles de energía ingiere conscientemente alimentos con alto valor nutricional y ayuna periódicamente.

4. Actividad Física

¿Sabías que la actividad física influencia tus niveles de energía?

Llevar a cabo actividad física aumenta la circulación de oxígeno en nuestro cuerpo y por tanto la producción de energía. En general, la actividad física o ejercicios se clasifica en cuatro categorías principales: resistencia, fortalecimiento, equilibrio y flexibilidad.

Resistencia

Los ejercicios de resistencia aumentan la salud del corazón, los pulmones y el sistema circulatorio. Las actividades físicas que desarrollan la resistencia incluyen: caminar rápido, trabajar en el jardín, bailar, trotar, nadar, andar en bicicleta, subir escaleras o escalar colinas, entre otras.

Fortalecimiento

Los ejercicios de fortalecimiento aumentan la fuerza de los músculos. Los ejercicios de fortalecimiento incluyen levantar pesas y usar una banda de resistencia, entre otros.

Equilibrio

Los ejercicios de equilibrio ayudan a prevenir las caídas. Los ejercicios para mejorar el equilibrio incluyen pararse sobre un pie y tai chi, entre otros.

Flexibilidad

Los ejercicios de estiramiento pueden ayudarle a su cuerpo a mantenerse flexible y ágil. Los ejercicios para aumentar la flexibilidad incluyen estiramientos y yoga, entre otros.

Para aumentar tus niveles de energía conscientemente haz actividad física que estimule la circulación en tu cuerpo.

5. Descanso Intencional

¿Sabías que tu cuerpo se recarga energéticamente mientras duermes?

Descansar es vital para recargar y producir energía. El descanso es un indicador de salud; una cantidad suficiente, así como una calidad adecuada deben ser considerados elementos indispensables de un estilo de vida saludable.

Siestas Poderosas

¿Necesitas recargar? No se apoye en la cafeína: una siesta poderosa aumentará su memoria, habilidades cognitivas, creatividad y nivel de energía.

Tomar una siesta energética puede hacer que te mantengas más alerta y productivo.

- Encuentra un buen lugar para tomar una siesta, donde nadie te interrumpa.
- Escoge una habitación oscura o usa un antifaz para dormir.
- Asegúrate de que no haga demasiado calor o frío en el lugar.
- Escoge la duración de la siesta. Dormir durante veinte minutos es lo que la mayoría de las personas considera como una "siesta energética" y es ideal para la mayoría de las personas.
- Apaga tu teléfono celular y otras distracciones posibles.
- Coloca un cartel de "no molestar" afuera de tu puerta o comunica tu cultura de la "siesta".
- Fija una alarma para leventarte, te ayudará a relajarte ya que sabrás que no dormirás más de lo que deseas.

Cierra los ojos y relájate.
Disfruta tu siesta energética

Modalidades Energéticas

Las modalidades energéticas son una forma muy efectiva de aumentar y recargar la energía. Existen diversas modalidades, entre ellas; masajes energéticos, cuencos tibetanos y reiki. Es importante explorar opciones y evaluar que opción es mejor para usted.

Terapia Biomat

Una forma de descansar intencionalmente es usar la tecnología BioMat por un corto tiempo cada día. El Biomat deja su cuerpo relajado y fresco, y está diseñado para adaptarse a su estilo de vida. El núcleo de la tecnología BioMat es una combinación de rayos infrarrojos lejanos, iones negativos y las propiedades conductoras de los canales de amatista. Estos tres poderosos estimuladores de la salud se combinan de una forma segura y natural para recargar su energía.

Dormir

Dormir es necesario para una buena salud. Durante el sueño ocurren procesos fisiológicos como secreción de hormonas en el metabolismo, y funciones cardiovasculares, respiratorias e inmunológicas vitales para nuestro cuerpo.

Entender el ciclo de sueño nos permite maximizar los beneficios del descanso y poder disfrutar de mayores niveles de energía. El sueño nocturno se organiza en 4 ó 5 ciclos comprendidos a lo largo de aproximadamente 8 horas. Cada ciclo dura de 90 a 120 minutos y comprende a su vez 5 etapas diferentes: 1, 2, 3, 4, y sueño REM (movimiento rápido de los ojos). Estas etapas progresan cíclicamente desde 1 hasta REM luego comienzan nuevamente con la etapa 1.

Los primeros ciclos de sueño cada noche tienen sueños REM relativamente cortos y largos períodos de sueño profundo, pero más tarde en la noche, los períodos de REM se alargan y el tiempo de sueño profundo se acorta.

La etapa 1 es la parte del sueño más liviano y se puede despertar fácilmente. Durante esta etapa, muchas personas experimentan contracciones musculares repentinas precedidas de una sensación de estar cayendo.

La etapa 2, el movimiento de ojos se detiene y las ondas cerebrales se vuelven más lentas con sólo un estallido ocasional de ondas cerebrales rápidas.

En la etapa 3, hay ondas cerebrales extremadamente lentas llamadas ondas delta que se intercalan con ondas más pequeñas y más rápidas.

En la etapa 4, el cerebro produce ondas delta casi exclusivamente. Las etapas 3 y 4 son referidas como sueño profundo, y es muy difícil despertar a alguien de ellas. Cuando nos encontramos en el sueño profundo, no hay movimiento ocular o actividad muscular.

La etapa REM (Rapid Eye Movement), es cuando la respiración se hace más rápida, superficial e irregular, los ojos se agitan rápidamente y los músculos de los miembros se paralizan temporalmente. Las ondas cerebrales durante esta etapa son similares a las experimentadas por las personas al estar despiertas, el ritmo cardíaco aumenta, la presión arterial sube, los hombres experimentan erecciones y el cuerpo pierde algo de la habilidad para regular su temperatura. Es el tiempo en que ocurren la mayoría de los sueños, si una persona es despertada durante el sueño REM, es posible que pueda recordar los sueños. La mayoría de los individuos experimentan de tres a cinco intervalos de sueño REM cada noche.

Escapadas

¿Con qué frecuencia te das una escapada, una oportunidad adecuada para recuperar y recargar tus baterías? Los horarios ocupados exigen tanta atención que algunas personas nunca se detienen, pero esto puede ser perjudicial para nuestra salud física y mental, la productividad e incluso las relaciones. Una escapada es una vacación de corta duración diseñada para recargar su energía.

Beneficios de una escapada de fin de semana:

1. Una oportunidad para desconectar: alejarse de la rutina ayuda a ser más creativos y productivos en su regreso.

2. Beneficios para la salud: el estrés no es todo en la mente, también puede tener efectos devastadores en el cuerpo si no te das tiempo para relajarte.

3. Pase tiempo de calidad con personas de calidad: un breve descanso le dará mucho tiempo para pasar con las personas que no puede ver lo suficiente, ya sea un compañero, familia o amigos.

4. Consideraciones prácticas: en el clima económico actual, las escapadas de fines de semana son más costo razonables.

Vacaciones

Las vacaciones son un período prolongado de ocio y recreación, especialmente el que se pasa fuera de casa o en viajes. Tomar vacaciones es esencial, no solo para nuestro bienestar, sino también para nuestra energía.

Beneficios de las vacaciones.

1. Reducción del estrés: las vacaciones ayudan a reducir el estrés al eliminar a las personas de las actividades y entornos que asocian con el estrés y la ansiedad.

2. Mejora de la productividad. Las vacaciones te hacen feliz. Cuando eres más feliz, sobresales en lo que haces.

3. Mejor dormir. Las vacaciones pueden ayudar a eliminar los hábitos que interrumpen el sueño, como trabajar hasta altas horas de la noche o mirar una pantalla retroiluminada antes de acostarse. Es un tipo de descanso intencional muy efectivo para recargar la energía.

Para aumentar tus niveles de energía descansa intencional y conscientemente.

6. _Meditación u Oración_

¿Sabías que meditar u orar estimula el sistema inmunológico y los mecanismos de autocuración?

El término _meditación u oración_ se refiere a un amplio espectro de prácticas que incluyen técnicas diseñadas para promover la relajación, construir energía interna o fuerza de vida. La meditación u oración toma diferentes significados en diferentes contextos; ésta se ha practicado desde la antigüedad como un componente de numerosas religiones y creencias. Los fundamentos básicos de una oración efectiva son acción de gracia, adoración, confesión, petición e intersección.

Para muchas personas es un poco difícil el proceso de meditar, pero la practica intencional y consciente ayuda a desarrollar el hábito y disfrutar de sus beneficios.

Para aumentar tus niveles de energía integra meditación u oración a tu estilo de vida.

7. *Actividad Sexual Saludable*

¿Sabías que podemos alcanzar niveles exponenciales durante la actividad sexual?

La actividad sexual es una de las formas más efectivas para aumentar la energía. Se logra por medio de activación del segundo centro energético y por medio de alineamiento y comunión energética. Dos siempre es mayor que uno. La cantidad de energía alcanzada será proporcional a la cantidad de energía que cada individuo aporte al encuentro. Es importante reconocer cual es la intención al llevar a cabo la actividad sexual. Existen opciones para el desarrollo y disfrute de la actividad sexual, es tu responsabilidad evaluar la opción o combinación de opciones que resuenan con tu esencia y tus valores morales.

(Más información en mi libro: Inteligencia Sexual)

Para aumentar tus niveles de energía practica una sexualidad consciente e intencional.

8. *Pasatiempos*

¿Sabías que hacer lo que te gusta recarga tu energía?

Los pasatiempos son actividades placenteras para mantenernos entretenidos durante un período de tiempo. La energía que genera hacer una actividad placentera nos ayuda a recargarnos energéticamente.

Para aumentar tus níveles de energía descubre y disfruta tus pasatiempos.

9. *Amor*

¿Sabías que el amor es una fuerza energética?

El amor es una decisión, y a su vez, un proceso bioquímico que se inicia en la corteza cerebral pasa a las neuronas y de allí al sistema endocrino, dando lugar a respuestas fisiológicas intensas. La dopamina, la feniltilamina y la norepinefrina son segregadas cuando estamos enamorados. Las acciones relacionadas a estar "enamorado" recargan nuestra energía significativemente.

Para aumentar tus niveles de energía enamórate todos los días, especialmente de la vida.

10. Leer

¿Sabías que nuestro cuerpo utiliza energía para leer?

¿Sabías que lo que lees influencia tus niveles de energía?

La lectura es el procedimiento mediante el cual las personas decodifican un mensaje transmitido mediante el código escrito. El enorme valor de la expresión escrita reside en su perdurabilidad: el lector puede releer un texto cuantas veces lo desee. La lectura permite el acceso a la cultura, a la tradición, a la información, al conocimiento de nuevas culturas y al pensamiento crítico.

Lo que leemos se considera alimento para la mente, por tanto, debemos ser selectivos con la información que recibimos. A su vez, la lectura es una actividad vital en el proceso educativo y, por tanto, el desarrollo de consciencia y por consiguiente el cambio voluntario de hábitos y desarrollo de nuevos estilos de vida.

Para aumentar tus niveles de energía lee buenos libros, busca temas positivos que sumen conocimiento en las áreas más importantes de tu vida.

11. Escuchar

¿Sabías que nuestro cuerpo utiliza energía para escuchar?

¿Sabías que lo que escuchas influencia tus niveles de energía?

¿Sabías que escuchar estimula tu mente y afecta tus acciones?

El oído es uno de los primeros sentidos que se desarrolla en el bebé dentro del vientre materno y de aquí la importancia de saber cómo nos afecta lo que escuchamos.

Escuchar cosas negativas (como, por ejemplo: historias, canciones con mensajes de enojo o demasiada violencia, tristeza, peleas, regaños) causa un desgaste energético, aunque no lo notes. Por otro lado, por medio de la escucha tienes la capacidad de absorber los sonidos positivos, es decir, mensajes y palabras relacionadas con el amor, alegría, armonía, etc., los cuales aumentan tu energía, recargando tu cerebro, tu cuerpo y tu mente.

A los individuos auditivos les gusta recibir nueva información e instrucciones a través de la escucha y el habla.

Tiempo de Silencio / Retiro silencioso

Un retiro silencioso o tiempo de silencio es una oportunidad para dedicar tiempo a escuchar la voz de Dios y escuchar lo que hay en nuestro corazón. Los retiros pueden durar un solo día o hasta treinta días, lo que le brinda la oportunidad de desconectarse del mundo exterior y recargar su energía.

Para aumentar tus niveles de energía recibe información positiva y constructiva a través del oído.

12. Asociarte con personas con consciencia energética

¿Sabías que las personas pueden afectar tu frecuencia energética?

¿Sabías que existen vampiros energéticos que solo quieren drenar tu energía?

La inteligencia social es la habilidad de saber relacionarse. El concepto de "inteligencia social" lo utilizó por primera vez el psicólogo Edward Thorndike en 1920, cuando escribió un artículo en el que resaltaba la importancia de las relaciones interpersonales.

Es importante poder asociarte con gente con consciencia energética. Tu eres el promedio de las 5 personas con las que pases la mayor parte del tiempo.

¿Pero qué quiere decir todo esto?

Si las 5 personas son personas que inspiran lo mejor de tí, estarás creciendo y avanzando de manera constante. Pero si tu grupo de 5, no están en la misma frecuencia, será muy difícil que logres lo que quieres.

Definitivamente, dime con quien andas y tu energía dirá quién eres…

Para aumentar tus niveles de energía asociate con gente con consciencia energética.

13. _Generar Ingresos Pasivos_

¿Sabías que nuestro cuerpo utiliza energía durante el proceso de generar ingresos?

¿Sabías que tu relación con el dinero influencia tus niveles de energía?

¿Sabías que el estrés económico debilita tu sistema inmunológico?

El desarrollo de un sistema que genere ingresos pasivos libera tu tiempo de la ecuación dinero, por lo que ganas tiempo para invertir en actividades que aumenten tu energía.

En adición, el poder satisfacer tus necesidades y gustos materiales produce energía, especialmente si los ingresos son generados de forma pasiva. El entender el concepto de ingreso pasivo y como desarrollarlo es vital en el disfrute de energía.

Robert Kiyosaki explica, en su libro *El cuadrante del Flujo de Dinero* que existen cuatro maneras de ganar dinero: 1. Obtener dinero de forma directa por ser empleado, 2. Trabajar de forma independiente o ser dueño de una pequeña empresa y obtener dinero por servicios prestados, 3. Ser dueño de una empresa más grande con sistemas y obtener el dinero de sus ganancias, o 4. Invertir en empresas y obtener una ganancia de la inversión inicial.

El ingreso pasivo o residual genera ganancias sin importar lo que usted haga durante día. En cambio, el ingreso activo o lineal genera ganancias a cambio de su trabajo.

Para aumentar tus niveles de energía desarrolla conscientemente un sistema que te genere ingreso pasivo.

14. *Vivir tu propósito de vida*

¿Sabías que vivir tu propósito de vida fortalece tu sistema inmunológico?

¿Sabías que vivir tu propósito de vida influencia tus niveles de energía?

Descubrir y vivir tu propósito de vida es un generador de energía. Cuando te levantas, te sientes energizado porque estas haciendo lo que sabes que fuiste creado para hacer.

Tu propósito de vida es la declaración que sustenta tu productividad, y la generación de energía. El propósito de vida es la combinación de la pasión (motivación), el potencial (dones y talentos) y la ganancia (motor económico). Solamente cuando una persona logra la intersección de las tres áreas, cumplirá su destino al vivir una vida con un propósito determinado disfrutando de los resultados de crear consciencia energetica.

Para aumentar tus niveles de energía descubre y vive conscientemente tu propósito de vida.

15. *Vivir un estilo de vida holístico*

¿Sabías que tu estilo de vida holístico influencia positivamente tus niveles de energía?

¿Sabías que para maximizar el uso de energía es recomendable alinearse al reloj biológico?

Una opción para vivir un estilo de vida holístico es alinearse al reloj biológico de los canales de energía o meridianos descritos en la medicina oriental.

La utilidad práctica de seguir el reloj biológico es la eficiencia energética y desempeño óptimo del cuerpo humano y sus sistemas.

- 3:00am – 5:00am: *Meridiano de pulmones.* Dormir profundo. También recomendado para ejecutar ejercicios especiales de *respiración* acompañados de *meditación u oración*, para mejorar la oxigenación del organismo y comenzar el día con la mente limpia y fresca.

- 5:00am – 7:00am: *Meridiano del intestino grueso.* Momento para levantarse, beber un vaso de *agua* a temperatura ambiente y cumplir con necesidades naturales de *eliminación*.

- 7:00am – 9:00am: *Meridiano del estómago*: Absorción de nutrientes en el estómago. Ideal para tomar el desayuno y nutrir el organismo con una *dieta consciente.*

- 9:00am – 11:00am: *Meridiano del bazo y páncreas,* los alimentos son convertidos en sangre y energía para nutrir a los músculos. Las mejores horas para *trabajar y desarrollar **un sistema de ingreso pasivo.***

- 11.00am – 1:00pm: *Meridiano del corazón*, Tiempo para nutrir el cuerpo, el corazón, la mente y el espíritu; buen tiempo para conversar y compartir.

- 1:00pm – 3:00pm: *Meridiano del Intestino Delgado*, El intestino delgado trabaja separando y distribuyendo los nutrientes digeridos. **Caminar o actividad física** es recomendable.

- 3:00pm – 5:00pm: *Meridianos de la vejiga.* Estas son horas ideales para el trabajo o el estudio. Se aconseja beber té para ayudar a la expulsión de toxinas del cuerpo y ingerir alimentos ligeros en la cena.

- 5:00pm – 7:00pm: *Meridiano de los riñones.* Tiempo para las terapias, meditación e introspección, hablar temas que tengan que ver con principios filosóficos y éticos, **leer y escuchar música.**

- 7:00pm a 9:00pm: *Meridiano del Pericardio* en la Medicina China; este meridiano impulsa la actividad amorosa y la **sexualidad**, también protege al corazón dándole inspiración, es una buena **hora para relaciones interpersonales** que reconforten las emociones compartidas con otros y el espíritu colectivo.

- 9:00pm – 11:00pm: *Meridiano Triple Calentador* comprende los 3 sistemas principales, oxigenación, circulación, digestión y asimilación energética. Se eliminan químicos innecesarios y tóxicos mediante el sistema linfático del organismo. Se recomienda estado de quietud.

- 11:00pm – 1:00am: *Meridiano de la vesícula biliar.* ***Dormir*** y descansar.

- 1:00am – 3:00am: *Meridiano del hígado.* La hora de mayor importancia para el ***descanso*** de la mente y el metabolismo, en este horario la energía del hígado limpia las emociones, la mente y la sangre.

Para aumentar tus niveles de energía es recomendable alinearse conscientemente al reloj biológico y vivir una vida holística.

Ejercicio:

1. ¿Qué opciones entiendes que son viables para tí?

2. ¿Qué opciones te gustaría explorar en detalles?

3. ¿Cuales opciones para el aumento de tu energía puedes integrar a tu estilo de vida inmediatamente?

Capítulo III

Armonía Energética

Desbloquear y Protejer tu Energía

Objetivo:

El objetivo de este capítulo es facilitar *Armonía Energética* ofreciendo opciones para desbloquear y proteger tu energía.

Como Desbloquear tu Energía

La falta de inteligencia emocional causa que las emociones no se manejen saludablemente y por consiguiente estancamientos energéticos. De acuerdo con la medicina china, esos estancamientos están relacionados a enfermedades y condiciones crónicas de salud. El identificar la emoción y explorar opciones para manejarla más saludablemente es importante para evitar y/o minimizar estancamientos energéticos.

1. El miedo:

El Miedo es una emoción caracterizada por una intensa sensación desagradable provocada por la percepción de un peligro, real o supuesto, presente, futuro o incluso pasado.

El miedo bloquea el primer centro energético o *chakra*, situado en el perineo, entre los genitales y el ano.

El miedo causa un desgaste energético significativo afectando nuestra salud específicamente en partes del cuerpo como: el sistema nervioso central, glándulas suprarrenales, el sistema linfático, la reproducción masculina, próstata, intestino grueso, el coxis, sacro, los huesos, dientes, uñas, piernas y brazos. El bloqueo energético causado por el miedo puede causar ciática, estreñimiento, problemas de ovarios, útero, problemas con la próstata, varices y hemorroides.

Para minimizar o evitar bloqueos de energía en el primer centro energético es vital aprender a manejar el miedo por medio del desarrollo de autoestima y el don de temor de Dios. Establecer *claramente los níveles de riesgo que estamos dispuestos a asumir ante nuevas experiencias es parte fundamental en el proceso de armonización energética. ¡Si luego de evaluar el riesgo asociado, entiendes que no es justificado ariesgarte…Esta bien!!!!*

Aprender a decir "Si" o "No" a consciencia es parte fundamental del proceso de armonización energética. Existe una gran diferencia entre decir "Si" o "No" por miedo y decirlo con confianza.

2. La culpa

La Culpa es una emoción que se siente al romper las reglas (familiares, religiosas, naturales, etc.) o por el pensamiento de cometer dicha acción.

La culpa afecta el segundo chakra, situado en la base de la columna lumbar, a medio camino entre el ombligo y el hueso púbico. El tú cargar con una culpa; enferma, amarga, envenena, tu cuerpo no lo resiste; tus huesos no lo aguantan.

La culpa causa un desgaste energético significativo que afecta nuestra salud específicamente en partes del cuerpo relacionadas a los órganos reproductores femeninos, vejiga, intestino grueso, la pelvis, glúteos, y tercer lumbar hasta el sacro. El bloqueo energético causado por la culpa puede ocasionar tensión lumbar y dolor pélvico, la ciática, las infecciones del riñón y la vejiga, trastornos del sistema inmune, fatiga crónica, impotencia, frigidez, colon irritable, cáncer y diabetes.

Para minimizar o evitar bloqueos de energía en el segundo centro energético es vital aprender a manejar la culpa por medio del perdón y el don de la misericordia. *El reconocer que nadie es perfecto y que todos tenemos la oportunidad de mejorar es fundamental en el proceso de armonización energética.*

3. La Vergüenza

La Vergüenza es una emoción de deshonor, desgracia o condenación. El sentir vergüenza es muy común. Los sentimientos de inferioridad y falta de conocimiento son las principales causas de vergüenza.

La vergüenza bloquea el tercer chakra que se encuentra justo encima del ombligo.

La vergüenza causa un desgaste energético significativo que afecta nuestra salud específicamente en el páncreas, hígado, vesícula biliar, bazo, riñón, glándulas suprarrenales, estómago, intestino delgado y la caja torácica. El bloqueo energético causado por la vergüenza puede ocasionar problemas relacionados a los sistemas respiratorios, inmunológicos, hormonales y digestivos, úlceras, cálculos biliares, ardor de estómago, diabetes, hipoglucemia, tumores, anorexia, bulimia, hepatitis, cirrosis y artritis.

Para minimizar o evitar bloqueos de energía en el tercer centro energético es vital aprender a manejar la vergüenza por medio de la educación y el don de conocimiento. *Recuerda, nuestro conocimiento es límitado, no sabemos lo que no sabemos, lo importante es decidirnos a aprender y darnos la oportunidad de cambiar.*

El reconocer que no lo sabemos todo y darnos la oportunidad de aprender es parte fundamental en proceso de armonización energética.

4. La tristeza y el duelo

<u>La Tristeza</u> o duelo es una respuesta normal y saludable a una pérdida. Existen muchas causas de pérdida, tristeza y dolor en nuestras vidas. Es importante reconocer que sentir tristeza es normal y es parte de un proceso de duelo. Lo que no es normal es vivir con la tristeza bloqueando y desgastando nuestra energía.

Cuando se habla del proceso de duelo, en la mayoría de las oportunidades se hace referencia a las 5 etapas del duelo identificadas por Elisabeth Kübler-Ross. Kübler-Ross era una psiquiatra que estudió cómo las personas a las que se les había diagnosticado una enfermedad terminal hacían el duelo por la pérdida de la salud (Kübler-Ross, 1972). Ella identificó las siguientes 5 etapas del duelo:

- Negación: "Esto no está sucediendo. No a mí".
- Ira: "¿Por qué está sucediendo? ¿Quién tiene la culpa?".
- Negociación: "Haré un cambio en mi vida solo si eso significa que esto no me sucederá".
- Depresión: "Ya no me importa".
- Aceptación: "Estoy en paz con lo que está sucediendo".

La tristeza afecta el cuarto chakra que se encuentra justo detrás de tu corazón.

La tristeza causa un bloqueo energético afectando el corazón, la circulación, los pulmones, la caja torácica, la columna vertebral torácica, el timo, los senos, el esófago, brazos, hombros y manos. El bloqueo energético causado por la tristeza puede ocasionar enfermedades cardíacas, asma, enfermedades del pulmón y problemas de mamas, problemas en columna vertebral torácica, neumonía, hipertensión, accidente cerebrovascular, angina de pecho y artritis.

Para minimizar o evitar bloqueos de energía en el cuarto centro energético es vital aprender a manejar la tristeza y el duelo por medio del agradecimiento y el don de fortaleza. Desarrollar la fortaleza para manejar las pérdidas es fundamental en el desarrollo de armonización energética.

5. La desconfianza

La **Desconfianza** es la emoción asociada a percibir que no nos están diciendo la verdad, o que no podemos decir la verdad.

La desconfianza afecta el quinto chakra que está situado en la parte posterior de la garganta – afectando el poder de la comunicación y la autoexpresión.

El bloqueo energético causado por la desconfianza puede ocasionar problemas en la garganta, la voz, las encías, los dientes, trastornos de la tiroides, la gripe o los resfriados, las infecciones crónicas y las reacciones alérgicas.

Para minimizar o evitar bloqueos de energía en el quinto centro energético es vital aprender a manejar la desconfianza por medio de la comunicación y el

don del consejo. *El poder expresarnos de una forma abierta y honesta es parte fundamental en el desarrollo de armonización energética.*

6. La decepción

La **Decepción** es una emoción causada por nuestras expectativas. Dichas expectativas han sido creadas basadas a nuestra educación, cultura, tradiciones, experiencias pasadas y creencias religiosas.

La decepción afecta el sexto chakra que está situado en la frente.

La decepción causa desgaste energético que afecta el sistema nervioso y al cerebro, las glándulas pituitaria y pineal, ojos, oídos, nariz; causando dolor de cabeza, pensamiento confuso, los tumores cerebrales, accidentes cerebrovasculares, ceguera, sordera, convulsiones, problemas de aprendizaje, y problemas de la columna vertebral.

Para minimizar o evitar bloqueos de energía en el sexto centro energético es vital aprender a manejar la decepción por medio de empatía y del don de entendimiento. *El reconocer que todos somos diferentes, el entender la diversidad en nuestra sociedad, y comprender que nada es absoluto, todo es 50/50 es parte fundamental en el desarrollo de armonización energética.*

7. Los Apegos

Los Apegos es una emoción que se define como una vinculación afectiva intensa que afecta el sentido de libertad y crea codependencia. La codependencia se da cuando dos personas se encuentran unidas debido a deficiencias y necesidades no resueltas en el aspecto emocional, como puede ser tener miedo a la soledad o la falta de seguridad en uno mismo.

El apego bloquea el séptimo chakra que está situado en la corona de su cabeza.

El bloqueo energético causado por el apego puede ocasionar trastornos musculoesqueléticos, trastornos de la piel, depresión, fatiga crónica, hipersensibilidad a la luz, al estímulo sonoro y ambiental.

Para minimizar o evitar bloqueos de energía en el séptimo centro energético es vital aprender a manejar los apegos por medio de amar en libertad y el don de sabiduría. El reconocer la necesidad de amar en libertad y sentirnos amados en libertad minimiza el bloqueo energético causado por los apegos emocionales.

El valorar tu energía surge como resultado de conocer y experimentar los beneficios del aumento energético en tu cuerpo y tu vida. Que nada ni nadie te robe tu energía, puedes decidir conscientemente invertir energía, pero no desperdicies tu energía. La energía es un tesoro muy valioso para desperdiciarlo.

Como Proteger Tu Energía

El modelo de *Inteligencia Emocional Holística* describe ocho (8) dimensiones de la salud. Cada dimensión puede ser afectada por detonantes emocionales. Para proteger nuestra energía debemos identificar la causa del detonante, educarnos en las opciones para el manejo consciente del detonante: *iluminar, reducir la dosis o eliminar.*

I. Iluminar: Invertir conscientemente energía en una persona o situación para producir cambios positivos.

II. Reducir la dosis: Reducir conscientemente el tiempo de exposición al detonante dado el caso que no puede ser eliminado.

III. Eliminar: Decidir evitar la exposición total al detonante.

Los detonantes pueden surgir en cualquiera de las ocho (8) dimensiones de la Salud Holística:

1. Salud Individual: "Yo soy"

Salud Individual se refiere al "*Yo Soy*". Ser consciente de quien eres y ser capaz de ser tu mismo es esencial en la salud holística. Vivir en una falsa es un gasto energético no justificado. Los tres aspectos que integran la salud individual son propósito de vida, valores fundamentales y dones/talentos.

- Propósito de Vida identifica el camino a seguir durante nuestra existencia y debería ser la combinación de tu pasión, tus talentos y tu motor económico.

- Valores Fundamentales son la verdad no-negociable de una persona y la guía en la toma de decisiones.

- Dones y talentos son una serie de destrezas naturales que estan alineadas y te fueron otorgadas para el desempeño óptimo de tu propósito de vida.

El conflicto interno causado por no tener definida nuestra salud individual es un detonante que estanca y/o desgasta nuestra energía.

Es recomendable trabajar con un "coach" certificado en el Método de Coaching Inteligencia Emocional Holística© para explorar opciones y diseñar un plan de acción que deduzca el gasto energético en el área de la salud individual.

2. *Salud Emocional: "Yo siento"*

Salud emocional se refiere al *"Yo siento"*. Estar consciente de lo que sentimos y poderlo expresar de una forma saludable nos ofrece una ventaja en el manejo de las emociones.

Tres aspectos integran la salud emocional: memorias, apegos y detonantes. *La falta de herramientas para manejar las memorias, apegos y los detonantes emocionales causa un gasto significativo en nuestros niveles de energía.*

- Memorias Emocionales: Los eventos o sucesos crean memorias que luego pueden ser recuperadas de manera consciente (sistema de memoria explícita) o inconsciente (sistema de memoria implícita). Las memorias positivas nos sirven para recargar nuestra energía, por el contrario, las memorias negativas nos desgastan y bloquean. Evita gastar tu tiempo y energía dándole vueltas en tu cabeza a las memorias negativas. Aprende de ellas, dejalas ir y vive agradecido por el tiempo vivido y la experiencia de aprendizaje. *No manejar las memorias emocionales de una manera saludable es un gasto energético.*
- Apegos emocionales: Los apegos nos roban la libertad y nos hacen sufrir utilizando gran

cantidad de energía. Aprende a amar en libertad, y a respetar el derecho de la libertad de todo ser humano. Minimiza el querer controlar todo y a todos. *No manejar los apegos emocionales saludablemente es un gasto energético.*

- Detonantes Emocionales: Los detonantes emocionales son estímulos que generan respuestas inconcientes que consumen nuestra energía. *No manejar los detonantes emocionales saludablemente es un gasto energético.*

Es recomendable trabajar con un "coach" certificado en el Método de Coaching Inteligencia Emocional Holística© para explorar opciones y diseñar un plan de acción que reduzca el gasto energético en el área de salud emocional.

3. Salud Intelectual: "Yo sé"

La salud intelectual se puede definir como lo que sé y/o la capacidad de aprender. El estilo de aprendizaje de un individuo indica cómo él o ella recupera y conserva mejor la información. El modelo de aprendizaje VAK de Bandler y Grinder abarca tres métodos de aprendizaje sensorial: visual (vista), auditivo (sonido) y kinestésico (tacto o movimiento).

A. *Visual*: Las personas que prefieren aprender visualmente se pueden clasificar en dos grupos: lingüísticas o espaciales. Las personas que prefieren aprender de esta manera tienden a asociar la nueva información con imágenes mentales.

B. *Auditivo*: A los individuos auditivos les gusta recibir nueva información e instrucciones a través de la escucha y el habla. Las personas con esta preferencia de aprendizaje pueden disfrutar de las actividades que implican intercambios de ideas, debates y otros intercambios vocales que tienen lugar entre las personas.

C. *Kinestésico:* Los individuos kinestésicos pueden ser clasificados como dependientes de tacto o movimiento. Estas personas se desempeñan mejor cuando se los anima a estar activos.

Identifica que área de tu vida quieres desarrollar, y que áreas quieres "máster". No reconocer nuestra capacidad continua de aprendizaje es un gasto energético.

Es recomendable trabajar con un "coach" certificado en el Método de Coaching Inteligencia Emocional Holística© para explorar opciones y diseñar un plan para minimizar el gasto energético en el área de salud intelectual.

4. Salud Mental: "Yo Entiendo"

La salud mental es básicamente el resultado de la salud individual, emocional e intelectual. Es relativa a quién soy, que siento y que sé; afectando la manera de responder a crisis y situaciones en la vida.

La salud mental tiene tres componentes en el modelo holístico: consciencia, claridad y estabilidad.

A. _Consciencia_ es una aptitud o facultad para discernir que se manifiesta en estado consciente.

B. _Claridad mental_ es la habilidad de pensar claramente y facilita la toma de decisiones personales y profesionales.

C. _Estabilidad mental_ es la habilidad de manejar tus sentimientos y planear tu vida, resistir tus impulsos y funcionar de una manera flexible y a la vez controlada.

No mantener una salud mental estable, clara y consciente es un gasto energético.

Es recomendable trabajar con un "coach" certificado en el Método de Coaching Inteligencia Emocional Holística© para explorar opciones y diseñar un plan para minimizar el gasto energético en el área de salud mental.

5. *Salud Física: "Yo Actuo"*

La salud física es el resultado del funcionamiento de tu cuerpo. El cuerpo humano, es un complejo mecanismo de precisión, cuyo desempeño y rendimiento dependen del funcionamiento óptimo y de la coordinación armónica de los organos y sistemas que lo componen. Por tanto, conocer como las emociones afectan el cuerpo es fundamental en el desarrollo de consciencia energética.

El cuerpo humano tiene once (11) sistemas/aparatos anatómicos: digestivo, endocrino, respiratorio, tegumentario, nervioso, urinario, muscular, esqueletal (óseo), inmunitario, cardiovascular y reproductivo.

1. *Sistema digestivo "El sentido del gusto"*

La digestión es un proceso fisiológico que incluye el ingerir alimentos, asimilar los nutrientes y eliminar los desechos. La digestión puede contribuir a aumentar o reducir la energía. El sentido del gusto es muy complejo. Por medio del sentido del gusto recibimos estímulos que se traducen en información.

Lo que comemos crea y recupera memorias emocionales; lo que comemos es detonado por emociones; y como comemos es influenciado por emociones.

El desconocimiento y abuso del sistema digestivo causa estancamiento y desgaste energético.

Es recomendable trabajar con un "coach" certificado en el Método de Coaching Inteligencia Emocional Holística© para explorar opciones y diseñar un plan para minimizar el gasto energético causado por el sistema digestivo.

2. <u>Sistema respiratorio "El sentido del olfato"</u>

El sistema respiratorio es fundamental para nuestra energía, puede contribuir a aumentar o reducir la energía. El sentido del olfato es muy sentitivo. Por medio del sentido del olfato recibimos estímulos que se traducen en información.

Lo que "olemos" crea o recupera memorias emocionales, la forma como respiramos es influenciada por nuestras emociones.

El desconocimiento y abuso del sistema respiratorio causa estancamiento y desgaste energético.

Es recomendable trabajar con un "coach" certificado en el Método de Coaching Inteligencia Emocional Holística© para explorar opciones y diseñar un plan para minimizar el gasto energético causado por el sistema respiratorio.

3. *Sistema Tegumentario "El sentido del tacto"*

El tacto es uno de nuestros sentidos básicos. La piel es el órgano más grande en nuestro cuerpo y recibe mucha información y estímulos.

Lo que tocamos crea y recupera memorias emocionales, y como tocamos es influenciado por nuestras emociones.

El tacto puede contribuir a aumentar o reducir la energía.

El desconocimiento y abuso del sistema tegumentario causa estancamiento y desgaste energético.

Es recomendable trabajar con un "coach" certificado en el Método de Coaching Inteligencia Emocional Holística© para explorar opciones y diseñar un plan para minimizar el gasto energético causado por el sistema tegumentario.

4. *Sistema Nervioso "El sentido de la información"*

El sistema nervioso es una estructura para recibir, interpretar y responder a información. La información recibida envía estímulos que detonan nuestras respuestas emocionales.

Lo que vemos y escuchamos crea y recupera memorias emocionales, como miramos y escuchamos esta influenciado por las emociones.

Los nervios pueden contribuir a aumentar o reducir la energía.

El desconocimiento y abuso del sistema nervioso causa estancamiento y desgaste energético.

Es recomendable trabajar con un "coach" certificado en el Método de Coaching Inteligencia Emocional Holística© para explorar opciones y diseñar un plan para minimizar el gasto energético causado por el sistema nervioso.

5. **Sistema endocrino: "El sentido de la comunicación".**

El sistema endocrino produce hormonas que son liberadas a la sangre y que regulan algunas de las funciones del cuerpo incluyendo el estado de ánimo, el crecimiento y el metabolismo.

Las hormonas son liberadas por la influencia de eventos y memorias emocionales, y las hormonas influencian la manifestación de las emociones.

Las hormonas pueden contribuir a aumentar o reducir la energía.

El desconocimiento y abuso del sistema endocrino causa estancamiento y desgaste energético.

Es recomendable trabajar con un "coach" certificado en el Método de Coaching Inteligencia Emocional Holística© para explorar opciones y diseñar un plan para minimizar el gasto energético causado por el sistema endocrino.

6. *Sistema inmunológico: "El sentido de defensa"*

Este sistema nos protege contra enfermedades identificando y eliminando células patógenas y cancerosas.

La inmunidad es influenciada por eventos y memorias emocionales; la inmunidad influencia la manifestación de las emociones.

La inmunidad puede contribuir a aumentar o reducir la energía.

El desconocimiento y abuso del sistema inmunológico causa estancamiento y desgaste energético.

Es recomendable trabajar con un "coach" certificado en el Método de Coaching Inteligencia Emocional Holística© para explorar opciones y diseñar un plan para minimizar el gasto energético causado por el sistema inmunológico.

7. *Sistema muscular: "El sentido de movimiento"*

El sistema muscular permite que el esqueleto se mueva, se mantenga estable y dé forma al cuerpo. El sistema muscular sirve como protección para el buen funcionamiento del sistema digestivo y otros órganos vitales. El cuerpo humano esta compuesto de alrededor de 600 músculos. Los músculos transforman la energía química en energía mecánica o capacidad para llevar a cabo trabajo.

El movimiento es influenciado por eventos y memorias emocionales, el movimiento aumenta la manifestación de las emociones.

El movimiento puede contribuir a aumentar o reducir la energía.

El desconocimiento y abuso del sistema muscular causa estancamiento y desgaste energético.

Es recomendable trabajar con un "coach" certificado en el Método de Coaching Inteligencia Emocional Holística© para explorar opciones y diseñar un plan para minimizar el gasto energético causado por el sistema muscular.

8. *Sistema óseo: "El sentido de apoyo estructural"*

El sistema óseo sirve de apoyo estructural y protección a los órganos internos mediante huesos. El cuerpo humano consiste en alrededor de 206 huesos: cráneo 22, columna vertebral 26; extremidades superiores y pecho 64; y extremidades inferiores y cadera 62.

La postura es influenciada por eventos y memorias emocionales, la postura aumenta la manifestación de las emociones.

La postura puede contribuir a aumentar o reducir la energía.

El desconocimiento y abuso del sistema óseo causa estancamiento y desgaste energético.

Es recomendable trabajar con un "coach" certificado en el Método de Coaching Inteligencia Emocional Holística© para explorar opciones y diseñar un plan para minimizar el gasto energético causado por el sistema óseo.

9. *Sistema reproductor: "El sentido de la reproducción"*

Este sistema esta relacionado con la reproducción humana. Conocer nuestro sistema reprodutor es parte vital de nuestra consciencia energética y el disfrute de niveles más altos de energía.

La sexualidad es influenciada por eventos y memorias emocionales; y la sexualidad influencia la manifestación de las emociones.

La sexualidad puede contribuir a aumentar o reducir la energía.

El desconocimiento y abuso del sistema reproductivo causa estancamiento y desgaste energético.

Es recomendable trabajar con un "coach" certificado en el Método de Coaching Inteligencia Emocional Holística© para explorar opciones y diseñar un plan para minimizar el gasto energético causado por el sistema reproductor.

10. *Sistema urinario: "El sentido de eliminación"*

Este sistema tiene la función de expulsar los desechos que ha dejado el proceso digestivo.

La urgencia y frecuencia de orinar es influenciada por eventos y memorias emocionales; y la urgencia y frecuencia de orinar influencia la manifestación de las emociones.

La urgencia y frecuencia de orinar puede contribuir a aumentar o reducir la energía.

El desconocimiento y abuso del sistema urinario causa estancamiento y desgaste energético.

Es recomendable trabajar con un "coach" certificado en el Método de Coaching Inteligencia Emocional Holística© para explorar opciones y diseñar un plan para minimizar el gasto energético causado por el sistema urinario.

11. Sistema circulatorio: "El sentido de transportación"

Este sistema de conexiones venosas y arteriales transporta la sangre a los órganos del cuerpo. Está formado por el corazón, los vasos sanguíneos (venas, arterias y capilares) y la sangre.

El latido del corazón es influenciado por eventos y memorias emocionales; y el latido del corazón influencia la manifestación de las emociones.

El latido del corazón puede contribuir a aumentar o reducir la energía.

El desconocimiento y abuso del sistema circulatorio causa estancamiento y desgaste energético.

Es recomendable trabajar con un "coach" certificado en el Método de Coaching Inteligencia Emocional Holística© para explorar opciones y diseñar un plan para minimizar el gasto energético causado por el sistema circulatorio.

En conclusión, las emociones mal manejadas causan enfermedades. En los últimos años, varios estudios han confirmado que nuestras emociones están ligadas a nuestro estado físico. Nuestro cuerpo emite siempre una reacción de acuerdo con lo que pensamos, sentimos y hacemos. De esta manera es que se da la conexión mente-cuerpo.

La siguiente guía pretende enseñarte a detectar que tipo de emoción puede estar causando tu dolor o enfermedad crónica, para así combatir el problema desde la raíz.

1. Dolores musculares

Este tipo de dolores están asociados a nuestra capacidad de manejar situaciones diarias.

2. Dolores de cabeza

Los dolores de cabeza se relacionan con la toma de decisiones importantes en la vida.

3. Dolores en el cuello

Este tipo de dolor se relaciona con el perdón. Si te duele mucho el cuello o zonas cercanas a él, siéntate a reflexionar sobre qué estás necesitando perdonar.

4. Dolores en las encías

Si hablamos de emociones que causan enfermedades, la inseguridad y la falta de compromiso se asocian siempre al dolor en las encías.

5. Dolor en los hombros

El dolor en los hombros se asocia siempre al exceso de carga emocional sobre nosotros.

6. Dolores de estómago

Si sufres de manera crónica de dolores estomacales sin tener claros motivos alimenticios para padecer de ellos, es probable que estés necesitando cuestionarte seriamente sobre qué es aquello que no puedes digerir del todo bien en tu vida o que se nos hacen demasiado difíciles de aceptar.

7. Dolor en la parte superior de la espalda

¿Sabías que el dolor crónico en la parte superior de la espalda nos habla de lo poco apoyados o amados que nos sentimos?

8. Dolor en el sacro y cóccix

Los dolores en esta parte del cuerpo suelen asociarse emocionalmente con situaciones que nos tensan y nos preocupan.

9. Dolor en los codos

El dolor en los codos suele asociarse a la resistencia a los cambios.

10. Dolor en los brazos en general

Es una clara evidencia de que hay una enorme carga en tu vida que no te está dejando avanzar; puede tratarse de una persona o de una situación en particular.

11. Dolor en las manos

Las manos son nuestro medio de contacto con lo que nos rodea; comúnmente el dolor de las manos suele asociarse con algo que deseas, pero por algún motivo se te está haciendo muy difícil de alcanzar. El dolor de manos también puede asociarse con la dificultad al momento de dejar soltar algo muy querido para ti.

12. Dolor en las caderas

Entre las emociones que causan enfermedades, la dificultad al momento de adaptarte a los cambios suele asociarse directamente al dolor de caderas.

13. Dolor muscular y articular

Este tipo de dolores suele ser asociados a la falta de movilidad y de experiencias; al temor frente a las nuevas aventuras y desafíos.

14. Dolor en las rodillas

El dolor en las rodillas suele asociarse a la sobre exigencia con uno mismo.

15. Dolor en los dientes

El dolor en los dientes surge cuando no nos sentimos cómodos ante una situación y no encontramos la forma de lidiar con ella.

16. Dolor en los tobillos

Usualmente, el dolor en los tobillos suele ser asociado a la falta de placer en tu vida.

17. *Dolor en los pies*

El dolor en los pies siempre se asocia a la depresión y a un estado de ánimo bajo. Los pies son puntos del cuerpo muy sensibles, capaces de detectar de inmediato este tipo de emociones negativas en nosotros.

No conocer y cuidar nuestro cuerpo causa estancamiento y/o desgaste energético.

Es recomendable trabajar con un "coach" certificado en el Método de Coaching Inteligencia Emocional Holística© para explorar opciones y diseñar un plan para minimizar el gasto energético en el área de la salud física.

6. *Salud Social "Yo Interactuo"*

La salud social es definida por la interacción con otras personas en diversos niveles de influencia en nuestra vida. Cada ser humano vibra a una frecuencia energética diferente puesto que hemos sido expuestos a diversas experiencias y situaciones. Somos una misma energía, pero vibramos a frecuencias diferentes.

Familia: Amor *"stroge"* o amor familiar. Seres humanos unidos por lazos sanguíneos.

Amigos: Amor *"philia"* o amor fraternal. El libro *Resuelto, 13 resoluciones para la vida* de Orrin Woodward, nos presenta los ocho principios de la verdadera amistad:

1. Las verdaderas amistades se forman alrededor de los mismos intereses, puntos de vista o gustos, disfrutando de los lazos comunes que los unen.

2. Los verdaderos amigos se aceptan tal como son, amándose independientemente de sus imperfecciones.

3. Los verdaderos amigos se aceptan mutuamente, protegen las debilidades del otro y aplauden sus virtudes.

4. Los verdaderos amigos se aprecian mutuamente, se motivan, se ayudan y creen en los talentos y habilidades del otro.

5. Los verdaderos amigos escuchan con empatía, aprenden de las esperanzas, los sueños, los temores y las dificultades del otro.

6. Los verdaderos amigos celebran los exitos del otro y se siente orgullosos de los logros del otro, sin el minimo indicio de envidia.

7. Los verdaderos amigos son confiables, guardan los secretos compartidos con un honor impecable y respeto y comprenden que el chismerío separa a los mejores amigos.

8. Los verdaderos amigos son leales, respetan y defienden el caracter, la reputación y los motivos del otro, siempre que la verdad lo permita, y enfrentan cualquier inquietud o problema entre ellos para que los malentendidos no aumenten.

Pareja: Amor *"eros"* o amor sensual. Una relación de pareja fundamentada en los ocho principios de una verdadera amistad, y que disfrutan de intimidad emocional, física y energética. Para lograr la intimidad emocional debemos integrar los pilares de inteligencia emocional holística en nuestra relación de pareja, y para lograr una intimidad física debemos valorar y respetar nuestro cuerpo y el de nuestra pareja. Para lograr intimidad energética con nuestra pareja debemos desarrollar vitalidad y armonía a nivel individual. El libro *"Inteligencia Sexual"*, le ofrece educación en el tema de la sexualidad.

Trabajo: Las relaciones en el trabajo es uno de los retos energéticos que más encontramos en nuestra vida. Ya sea compañeros de trabajo o clientes pueden estar vibrando a una frecuencia energética diferente a la nuestra o con menor largo de onda causando un desgaste energético. Es vital recordar la estrategia de consciencia social: iluminar, eliminar o reducir la dosis. Nos podemos convertir en agente de cambio impactando positivamente las vidas de nuestros compañeros de trabajo y clientes; podemos explorar opciones para cambiar de trabajo o departamento eliminando la exposición a dichas frecuencias; o podemos explorar opciones para reducir el contacto con esas personas tóxicas. La práctica de *Inteligencia Emocional Holística* nos provee la convicción para hacer cambios en nuestra vida que minimicen el desgaste energético causado por personas a otra frecuencia.

Comunidad: El nivel de participación en las actividades de nuestra comunidad es una decisión personal. Por tanto, debe ser una decisión consciente basada en el impacto energético que va a causar en nosotros. El trabajo comunitario puede recargar, drenar o ambos. Si nos recarga lo estamos disfrutando y hemos aprendido a manejar los detonantes inherentes de las relaciones interpersonales. Si nos drena, tenemos que evaluar conscientemente el costo energético de la inversión y tomar la decisión de reducir la dosis o eliminar. Si nos recarga y nos drena a la vez, debemos evaluar el neto de la actividad, y aprender a reducir la dosis, eliminar, o mejorar nuestras técnicas para manejo de detonantes.

Ambiente: Nuestra relación con el ambiente debe ser simbiótica, o ambos lados recibiendo beneficios. La naturaleza nos ofrece los recursos naturales para la producción y aumento de energía. Nosotros a su vez, debemos proteger de una manera consciente los recursos naturales y madre tierra. La flora y la fauna son fuente de energía tanto física como emocional, nuestro deber es cuidar y proteger los recursos.

No mantener relaciones interpersonales saludables causa estancamiento y/o desgaste energético.

Es recomendable trabajar con un "coach" certificado en el Método de Coaching Inteligencia Emocional Holística© para explorar opciones y diseñar un plan para minimizar el gasto energético en el área de la salud social.

7. *Salud Financiera "Yo Intercambio"*

En salud holística definimos salud financiera como la paz que sentimos con relación al tema de dinero y finanzas. En el libro *Resuelto, 13 resoluciones para la vida* de Orrin Woodward, se presentan diez principios que pueden ayudar a las personas a obtener conocimiento en las finanzas y reducir el desgaste energético causado por el estrés financiero.

1. Identifica los ingresos netos
2. Documenta todos los gastos
3. Establece una meta financiera
4. Nunca financies nada que se deprecie
5. Establece un precio límite en las compras espontáneas

6. Paga las tarjetas de credito y usa efectivo siempre que sea posible
7. Elimina toda deuda antes de ahorrar
8. Conoce la diferencia entre inversión y gasto
9. Enfócate en la calidad de vida y en la paz mental
10. Sé una bendición para los demás

El tiempo es el único recurso limitado y utilizarlo para generar ingresos nos esclaviza. En la página 94 del libro, _La Matrix Financiera_, encontramos la clave para escapar la esclavitud financiera. El autor Orrin Woodward nos presenta que construir un activo de negocio es la solución y nos explica que el camino más rápido para lograrlo es aprovechar los cuadrantes izquierdos del flujo de dinero para obtener seguridad a corto plazo y los de la derecha para lograr metas a largo plazo. Los cuadrantes de flujo del dinero es un concepto con derechos reservados por Robert Kiyosaki que ha sido utilizado para identificar y explicar las cuatro formas mediante las cuales se puede optar por generar flujo de dinero.

La falta de conocimiento financiero y el estrés relacionado al dinero causa estancamiento y/o desgaste energético.

Es recomendable trabajar con un "coach" certificado en el Método de Coaching Inteligencia Emocional

Holística© para explorar opciones y diseñar un plan para minimizar el gasto energético en el área de salud financiera.

8. Salud Espiritual "Yo Creo"

Cada ser humano es responsable de vivir y practicar su espiritualidad de la forma que entienda prudente. La diversidad humana nos permite aceptarnos con nuestras diferencias de pensamiento y creencias. Lo importante es que usted no tenga conflictos internos que desgasten su energía. La energía universal, chi, Qi, nuestra esencia humana o espíritu santo, como prefieras llamarle es la fuerza vital que alimenta nuestra vida.

La falta de espiritualidad causa estancamiento y/o desgaste energético.

Es recomendable trabajar con un "coach" certificado en el Método de Coaching Inteligencia Emocional Holística© para explorar opciones y diseñar un plan para minimizar el gasto energético en el área de salud espiritual.

Cada área de la salud holística puede presentar detonantes que causen gastos energéticos no justificados. El valorar nuestra energía y sus beneficios nos ayuda a identificar áreas de mejora y tomar acción.

Ejercicio:

Identificar areas de estancamiento energético:
Evalua cada area utilizando la siguiente clave:
1 = no aceptable
2 = malo
3 = ok
4 = bien
5 = maravilloso
6 = excelente

Area	1	2	3	4	5	6
Salud Individual						
Propósito de Vida						
Valores Morales						
Dones y talentos						
Salud Emocional						
Detonantes emocionales						
Memorias emocionales						
Apegos emocionales						
Salud Intelectual						
Educación formal						
Educación informal						
Salud Mental						
Claridad						
Estabilidad						
Consciencia						

Area	1	2	3	4	5	6
Salud Física						
Sistema digestivo						
Sistema respiratorio						
Sistema tergumentario						
Sistema nervioso						
Sistema endocrino						
Sistema immune						
Sistema muscular						
Sistema oseo						
Sistema reproductivo						
Sistema urinario						
Sistema cardiovascular						
Salud Social						
Intimidad						
Familia						
Amigos						
Trabajo						
Comunidad						
Ambiente						
Salud Financiera						
Ingresos						
Gastos						
Diferencia neta						
Fondo de emergencia						
Deudas						
Ahorros						

Inversiones						
Plan de Retiro						
Salud Espiritual						
Paz						
Practicar						

Identifica las emociones asociadas a cada area:

7= apegos
6 = decepción
5 = desconfianza
4 = tristeza y duelo
3 = verguenza
2 = culpa
1 = miedo

Area	1	2	3	4	5	6	7
Salud Individual							
Salud Emocional							
Salud Intelectual							
Salud Mental							
Salud Física							
Salud Social							
Salud Financiera							
Salud Espiritual							

Capítulo IV

Alineamiento Energético

Expandir y Disfrutar la Energía

Objetivo:

El objetivo de este capítulo es facilitar *Alineamiento Energético* ofreciendo opciones para disfrutar y expandir tu energía.

Como Disfrutar y Expandir Tu Energía

Disfrutar de relaciones interpersonales mutuamente satisfactorias y funcionales es una tarea consciente basada en energía. El alineamiento energético que se disfruta al estar en la presencia de un ser de luz que ha desarrollando consciencia energética y práctica las técnicas de *Inteligencia Emocional Holística* es indescriptible. Ya sea a nivel personal o profesional, la meta en cualquier relación debe ser disfrutar de alineamiento energético.

A nivel profesional, ya sea clientes o compañeros de trabajo, estar en ambientes positivos aumenta la productividad. En esta área podemos ser más selectivos con nuestro entorno y las relaciones interpersonales.

A nivel personal, nuestra familia, sería ideal disfrutar un ambiente positivo donde cada miembro de nuestra familia haya desarrollando consciencia energética. Sabemos que muchas veces no es así, cada miembro de nuestra familia se encuentra en un nivel diferente en el desarrollo energético. Por tanto, es importante saber cuando es necesario recargar nuestra energía. Muchas veces debemos estar en presencia de nuestra familia por dosis o tener encuentros por tiempo limitado para no extenuar nuestros niveles energéticos mientras le damos tiempo a ellos de desarrollar consciencia energética.

A nivel personal, nuestros amigos, una verdadera amistad no es un desgaste energético. Una verdadera amistad que cumple con los siguientes ocho principios se convierte en una de las formas más efectivas para disfrutar alineamiento energético.

- Tienen los mismos intereses
- Se aceptan como son
- Se aceptan mutuamente
- Se aprecian mutuamente
- Se escuchan con empatía
- Celebran los exitos de los demas
- Son confiables
- Son fieles

Las mejor manera de encontrar amigos energéticos es ser uno de ellos. Esto se logra al desarrollar el arte y la ciencia de la amistad, y por supuesto consciencia energética.

A nivel personal, una relación de intimidad, definitivamente debe ser una relación basada en alineamiento energético. Una relación donde ambas partes han desarrollado consciencia energética y estan comprometidos en alcanzar niveles de energía mas altos en cada encuentro, a pesar de su humanidad imperfecta.

Finalmente, la alineación con la energía universal es el objetivo definitivo, el nivel más alto de energía posible. Hay cerca de 50 culturas en todo el mundo que han identificado y llamado el concepto de energía universal en una forma u otra; por ejemplo, Qi (japonés), Chi (chino), Prana (sánscrito), Neyatoneyah (Lakota Sioux), Num (Kalahari Kung), Ruach o Roohah (hebreo), Rooh (persa), Pulmón (tibetano), Espíritu Santo (cristianismo), etcétera. La energía universal es pura y constante; por tanto es la fuente energética por excelencia.

Aunque podemos sentirnos separados de todos y de todo debido a que nuestra energía vibra en una frecuencia diferente de todo lo que existe, podemos alinearnos a todo y todos. Nuestra energía se conecta, absorbe, se interconecta y se comunica con otras aquí en la Tierra, así como las energías entrantes del universo exterior. Nuestro trabajo es aumentar la energía y mantenerla en armonía con el objetivo de disfrutar alineamiento energético.

Es recomendable trabajar con un "coach" certificado en el Método de Coaching Inteligencia Emocional Holística© para explorar opciones y diseñar un plan para disfrutar de alineamiento energético en tus relaciones interpersonales.

Capítulo V

Comunión Energética

Elevar tu Energía y Vivir Mobius

Objetivo:

El objetivo de este capítulo es facilitar **Comunión Energética** ofreciendo opciones para elevar tu energía y vivir *Mobius*.

Como Elevar tu Energía y Vivir Mobius

Mobius es una experiencia de entrega energética consciente, intencional, voluntaria y mutua; con el propósito de llegar a ser una sola energía. Es un momento transitorio que se hace eterno, donde el cuerpo vibra a altas frecuencias y se percibe una separación del cuerpo tangible.

Cuando hablamos de consciente, nos referimos a estar completamente presentes sin cavida al arrepentimiento. Debemos respetar, confiar y admirar a nuestra pareja energética.

Cuando hablamos de intencional, nos referimos a conocer que el próposito de entregar nuestra energía es hacernos uno. Debemos reconocer que separar nuestras energías es un proceso lento, doloroso y complicado.

Cuando hablamos de voluntaria, nos referimos a libre y espontáneo, de ninguna manera sentirnos presionados o coaccionados. Debemos amar en libertad sin apegos ni codependencia.

Cuando nos hablamos de mutua, nos referimos que ambas partes están en la misma sintonía y dispuestos a entregarse de igual manera. Debemos conocer emocional, física y mentalmente a nuestra pareja.

Para vivir *Mobius* puedes optar por dos caminos: individual o dual. El camino individual se refiere a vivir la experiencia "solo" y te ofrece opciones para la comunión energética con la fuente de la energía universal. El camino dual se refiere a vivir la experiencia acompañado y te ofrece opciones para la comunión energética con otros seres humanos.

Existen diferentes filosofías y modalidades para vivir *Mobius*, lo importante es evaluar y seleccionar la mejor para usted de acuerdo a sus valores y creencias.

Personalmente, vivir *Mobius* es una experiencia sagrada, y debe ser el objetivo principal de nuestra existencia. Basado en los resultados de mi investigación menos del 10% de la población ha experimentado este tipo de frecuencia energética. Es lamentable que pocos disfruten de este privilegio por falta de conocimiento, y mas aún cuando es derecho de todos. El caminar conscientemente en el mundo energético te brindará la oportunidad de vivir *Mobius*. ¡Vale la pena! ¡Te lo aseguro!

Es recomendable trabajar con un "coach" certificado en el Método de Coaching Inteligencia Emocional Holística© para explorar opciones y diseñar un plan para disfrutar de comunión energética Mobius.

Conclusión

La práctica intencional y consciente de *Inteligencia Emocional Holística* te ofrece resultados positivos tangibles; mejor salud, más productividad y el disfrute de relaciones interpersonales mutualmente satisfactorias.

La decisión de descubrir y sentir tu energía ofrece la consciencia energética necesaria para educarte y hacer cambios en tu estilo de vida.

La decisión de aumentar y recargar tu energía ofrece la vitalidad energética necesaria para vivir a plenitud.

La decisión de desbloquear y proteger tu energía ofrece la armonía energética necesaria para manejar detonantes emocionales en las ocho dimensiones de la salud.

La decisión de expandir y disfrutar tu energía ofrece el alineamiento energético necesario para alcanzar niveles exponenciales y gozar de relaciones interpersonales mutuamente satisfactorias.

La decisión de elevar tu energía y vivir *Mobius* ofrece la comunión energética necesaria para descubrir un nuevo mundo lleno de experiencias fascinantes.

Vivir un estilo de vida holístico practicando *Inteligencia Emocional Holística* te permitirá disfrutar a plenitud y consciencia de todas las experiencias y aventuras que la vida tiene para tí.

¡¡En resumen, serás más feliz y gozarás de PAZ!!

Disfruta tu caminar en el mundo de la energía. Sigue descubriendo, experimentando, aprendiendo y practicando técnicas y modalidades que te permitan alcanzar niveles superiores de energía y vivir *Mobius*.

Recuerda:
Enfócate, Todo es Energía. – Dr. W

Capítulo Adicional:

Método de Coaching Inteligencia Emocional Holística©

Capítulo Adicional:

Método de Coaching Inteligencia Emocional Holística©

El Método de Coaching Inteligencia Emocional Holística© es un modo sistemático de comunicación que nos permite ser efectivos en el manejo de situaciones y detonantes. Es un encuentro entre el "coach" y el "cliente" con el propósito de trabajar en las metas del cliente más eficientemente y con menos gasto energético.

El "coaching" holístico tiene cuatro objetivos fundamentales:

(a) Definir **metas** claras
(b) Explorar **opciones** viables
(c) Diseñar **planes** estratégicos
(d) Ofrecer **seguimiento**

El rol del "coach" es hacer preguntas poderosas y ofrecer un lugar seguro y confidencial donde el cliente pueda expresarse, reflexionar, recapacitar y evaluar objetivamente sus propias respuestas.

El rol del cliente es ser honesto y estar totalmente comprometido con el proceso.

A continuación, el Método de Coaching Inteligencia Emocional Holística© desarrollado por la Dra. Wanda Bonet-Gascot. El objetivo de esta secuencia de siete pasos es minimizar el consumo de energía en la resolución de conflictos, manejo de detonantes y solución de problemas en cualquiera de las ocho áreas de la salud holística.

Paso # 1: Responsabilidad

Responsabilidad es el paso para establecer "quién" es responsable de "qué" en el proceso de "coaching".

El "coach" establece su responsabilidad en el encuentro de una forma clara y le pregunta al cliente cual es la razón de la visita.

El "cliente", por su parte, expresará sin miedos la razón del encuentro.

Paso # 2: Honestidad

Honestidad es el paso para definir claramente metas y objetivos.

El cliente deberá describir su situación actual y su situación deseada. En términos de "coaching" punto A y punto B. El "coach" facilita el proceso al cliente por medio de preguntas poderosas.

Paso # 3:   Compromiso

Compromiso es el paso para establecer el nivel de compromiso con respecto a alcanzar la meta.

El "coach" debe facilitar el establecimiento del nivel de compromiso del cliente con su meta. El compromiso no es del "cliente" con el "coach", el compromiso es con ellos mismos, con el alcanzar su meta.

Como "coach", debes entender que si tu cliente no esta comprometido en 100% con su propia meta, cualquier excusa sera buena para no llevar a cabo los pasos durante el proceso o para rechazar todas las opciones exploradas. Dicho esto, no es que nuestro desempeño como "coach" no sea eficiente, es que el cliente no esta cien por ciento comprometido con su propia meta y esta buscando excusas para no lograrlo.

Paso # 4:   Creatividad

Creatividad es la destreza de ver oportunidades, opciones y soluciones.

Como "coach", debemos explorar la creatividad de nuestro cliente. Facilitar el proceso de explorar las opciones que el cliente conoce y no recuerda o las opciones que no sabe que conoce. La meta es escuchar a nuestro cliente en todo el sentido de la palabra.

Escuchar sus palabras, gestos, tono de voz, lenguaje corporal, silencios y pausas.

Paso # 5:   Confidencialidad

Confidencialidad es la habilidad de compartir información y emociones de una forma saludable y segura. Esta destreza nos permite escuchar y expresarnos a un nivel superior de escucha durante el proceso que llamamos comunicación.

Nuestra meta como "coach" es facilitar nuevas opciones a nuestro cliente, recuerda el cliente no sabe lo que sabes, y no sabe lo que no sabe.

El cliente debe aceptar el ofrecimiento del "coach". Recuerda el proceso de coaching el libre y voluntario, el cliente tiene que expresar su disponibilidad para recibir opciones, y saber que es libre para decidir si son viables basado en su realidad.

Paso # 6:   Tolerancia

Tolerancia es evaluar dentro de las circunstacias de la vida del cliente, cual de las opciones exploradas es la que es viable en ese momento en particular.

No todas las opciones son viables para todas las personas, por tanto es parte vital en el proceso de coaching que el cliente elija cuales opciones serán parte de su plan de acción. Sabemos que para que el plan tenga resultados la persona necesita un porque, fuerza de voluntad y un instrumento.

La tolerancia esta asociada al nivel de riesgo que la persona esta dispuesta a tomar. La persona tiene que invertir tiempo, esfuerzo y/o dinero.

Es tiempo de diseñar el plan.

Paso # 7: Integridad e Iniciativa

Es tiempo de acción. Y acción comienza desde el momento cuando tomamos la decisión de ejecutar el plan. Acción es verbo. Acción es consistente e intencional. Acción consiste en estrátegia.

Tan solo pensar en cómo mejorar no cambia nada si no se desarrolla un plan de acción.

El Método de Coaching Inteligencia Emocional Holística© se enseña en detalles en el programa de certificación en *DRW Life Skills Institute & Coaching School.*

Para más información visite nuestra página <u>www.DRWinstitute.org</u>

Servicios adicionales:

1. **Coaching:** Sesión de coaching individual con un "coach" cualificado en un lugar seguro y confidencial.

2. **Taller:** Clase basada en los conceptos presentados en este libro.

3. **Retiro:** Experiencia vivencial en un espacio seguro y confidencial para practicar los conceptos presentados en este libro.

4. **Certificación:** Educación completa que cualifica y capacita al estudiante a utilizar y compartir los conceptos presentados en este libro.

Para más información www.DRWinstitute.org

Acerca del Autor

Dra. Wanda Bonet-Gascot es la fundadora y directora de operaciones en *DRW Life Skills Institute & Coaching School*, centro educativo para el desarrollo personal y profesional avalado por la Incubadora de Negocios de la Universidad de la Florida Central en Kissimmee, FL.

Su extensa educación incluye: Bachillerato en Química, Maestría en Administración de Empresas, Maestría en Sexualidad Tántrica y un Doctorado en Nutrición Holística. Ella es terapista de masaje licensiada especializada en modalidades energéticas.

Ella colabora con la Escuela de Medicina de la Universidad de la Florida Central compartiendo con estudiantes de medicina, destrezas de comunicación e inteligencia emocional.

Ella es la autora de los libros *"¿Por qué no soy feliz?"* (2012), *"Inteligencia Sexual"* (2016) y el modelo de *Inteligencia Emocional Holística* (2013) que combina Medicina de Energía e Inteligencia Emocional reconociendo el efecto de las emociones en la salud, la productividad y las relaciones interpersonales.

La Dra. Bonet-Gascot es reconocida en la Florida Central por su compromiso con el desarrollo de Inteligencia Emocional Holística y ha recibido numerosos premios por su labor dentro de la comunidad.

www.DRWinstitute.org

Referencias & Recursos

Bonet-Gascot, W (2012) *¿Por qué no soy Feliz?*, Indiana: Palibrio.

Bonet-Gascot, W (2016) *Inteligencia Sexual*, Indiana: Palibrio.

Como respirar profundamente. Recuperado 02-15-2018 de
https://es.wikihow.com/respirar-profundamente

Dolores en el cuerpo que están ligados con estados emocionales. Recuperado 03-21-2019

http://www.viveconsalud.org/2017/06/24/19-dolores-en-el-cuerpo-que-estan-ligados-a-estados-emocionales/

Even, D (2008) *Medicina Energética, Manual para conseguir el equilibrio energético del cuerpo para una excelente salud, alegría y vitalidad.* New York: Penguin Group.

El corazón esta en el cerebro. Recuperado 02-14-2018 de https://bioemotionssite.wordpress.com/2017/11/03/el-corazon-esta-en-el-cerebro/

El ciclo del sueño. Recuperado 02-15-2018 de **http://www.mejordormir.com/como despertar sin sueno**

Siestas energéticas. Recuperado 02-15-2018 de https://es.wikihow.com/tomar-siestas-energéticas

Importancia de la lectura. Recuperado 02-16-2018 de http://importancia.de/lectura/#ixzz57IWTDV2g

Woodward, O. (2013). *Solvencia Financiera.* North Carolina: Obstacles Press.

Woodward, O (2015) *La Matrix Financiera.* North Carolina: Obstacles Press.

Woodward, O (2012) *Resuelto.* North Carolina: Obstacles Press